GUIDE DES MALADES

ATTEINTS D'AFFECTIONS

DES

VOIES URINAIRES

PAR

LE Dr TRIFET,

Ex-chirurgien interne des hôpitaux et hospices de Paris,
Lauréat de la Faculté de médecine,
Ancien professeur d'anatomie et de pathologie chirurgicale,
Membre du Conseil d'hygiène et de salubrité,
de la Commission de vaccine, de l'École pratique
et de plusieurs sociétés savantes,
Chirurgien des ambulances municipales de Paris, etc.

PRIX : 50 CENTIMES

PARIS

CHEZ L'AUTEUR, RUE DROUOT, 13.

1875

GUIDE DES MALADES

ATTEINTS D'AFFECTIONS

DES

VOIES URINAIRES

PAR

LE Dr TRIFET,

Ex-chirurgien interne des hôpitaux et hospices de Paris,
Lauréat de la Faculté de médecine,
Ancien professeur d'anatomie et de pathologie chirurgicale,
Membre du Conseil d'hygiène et de salubrité,
de la Commission de vaccine, de l'Ecole pratique
et de plusieurs sociétés savantes,
Chirurgien des ambulances municipales de Paris, etc.

PRIX : 50 CENTIMES

PARIS

CHEZ L'AUTEUR, RUE DROUOT, 13.

1875

MALADIES

DES

VOIES URINAIRES

On donne le nom de voies urinaires à l'ensemble des parties qui sont destinées à la sécrétion et à l'excrétion de l'urine, savoir : les reins, les uretères, la vessie, la prostate et l'urèthre. Ces parties sont exposées à un grand nombre de maladies que nous allons examiner successivement.

MALADIES DES REINS.

Outre les vices dans la sécrétion de l'urine, qui doivent être considérés comme des affections des reins, ces organes sont exposés à diverses maladies, telles que les plaies, l'inflammation, les abcès, les ulcères, les tumeurs et les corps étrangers.

Nous décrirons successivement :

1° LES DIABÈTES, affections qui consistent essentiellement dans une surabondante sécrétion d'une urine légèrement sucrée, accompagnée habituellement d'une soif inextinguible, d'un amaigrissement progressif, et d'autres symptômes plus ou moins fâcheux qui la rendent toujours très-grave.

2° LES NÉPHRITES, ou inflammation des reins, soit simples, soit accompagnées de sécrétions d'albumine (*néphrite albumineuse*, ou *albuminurie*), ou bien encore la *néphrite calculeuse* ou *gravelle*, et les calculs des reins.

MALADIES DES URETÈRES.

Les uretères sont sujets à plusieurs maladies ; les principales sont le rétrécissement et la dilatation de ces conduits, leur spasme, leur inflammation, et la présence d'un calcul ou de quelques autres corps étrangers dans leur cavité.

AFFECTIONS DE LA VESSIE.

Les affections de la vessie sont nombreuses et offrent en général un grand intérêt. Ces ma-

ladies sont : les vices de conformation, les plaies,
les ruptures, les corps étrangers, les calculs, les
affections inflammatoires, les affections ner-
veuses, la paralysie, l'hypertrophie, les varices,
les polypes, les fongus, les tubercules et le cancer.

AFFECTIONS DE LA PROSTATE ET DE L'URÈTHRE.

Les affections de l'urèthre et de la prostate
sont également assez nombreuses ; nous signa-
lerons principalement : les affections inflammatoires, les tumeurs, les calculs, les kystes, le
cancer, les rétrécissements, les pertes séminales
et l'impuissance.

Dans notre *Traité des maladies des organes
génito-urinaires*, nous avons consacré un cha-
pitre spécial à chacune des affections que nous
venons d'énumérer.

Mais ici nous nous occuperons principalement
des affections de la prostate et de l'urèthre qui
mettent obstacle au cours de l'urine, et causent
le désespoir de tant d'infortunés.

Nous devons avant tout appeler l'attention des

malades sur la nécessité de se débarrasser au plus tôt des uréthrites chroniques, vulgairement désignées sous le nom de *goutte militaire*. Lorsqu'elles ne sont point traitées convenablement, elles peuvent avoir les conséquences les plus sérieuses et produisent infailliblement ces rétrécissements de l'urèthre pour lesquels nous sommes consultés tous les jours, et qu'il importe de soigner le plus tôt possible, si on veut éviter les accidents les plus redoutables.

Pour bien faire comprendre la nécessité d'apporter les plus grands soins à ces affections, nous donnerons quelques observations de rétrécissement de l'urèthre et de rétentions d'urine, qui sont du plus grand intérêt, et qui prouvent les difficultés que l'on éprouve quelquefois à pénétrer dans la vessie.

Puissent ces exemples engager les personnes affectées de maladies des voies urinaires à se soigner à temps, et ne pas compromettre leur vie et leur bonheur par leur insouciance et leur négligence !

1° RÉTRÉCISSEMENT DE L'URÈTHRE. — ABCÈS URINEUX. — FISTULES URINAIRES — GUÉRISON.

En 1849, M. Edard, de la Rouillie, beau-père d'un de nos confrères, atteint de rétrécissement de l'urèthre et ne pouvant uriner que goutte à goutte, se rendit à Paris pour y réclamer les secours des princes de la science.

Toutes les tentatives pour franchir le rétrécissement ayant échoué, et les urines ne pouvant plus sortir, il y eut rupture du canal, abcès urineux et fistule urinaire. Le malade fut bientôt pris de fièvre intermittente et renvoyé dans sa famille.

Comme on ne pouvait pénétrer dans la vessie, à cause des fausses routes dont le canal était labouré, on vint me chercher. Après plusieurs tentatives et beaucoup de patience, je parvins à introduire une bougie capillaire que je remplaçai chaque jour par une plus forte, et au bout de deux mois, M. Edard était guéri.

2° RÉTRÉCISSEMENT DE L'URÉTHRE. — CATARRHE VÉSICAL. — GUÉRISON.

En 1850, je fus appelé près de M. Legrand, instituteur à Cartignies, atteint d'une affection des voies urinaires des plus rebelles. M. le docteur Contesse, qui donnait ses soins à ce malade depuis plus d'un an, avait en vain essayé de pénétrer dans la vessie ; ses tentatives étaient restées infructueuses, et le mal ne faisait que s'aggraver. Les urines, dont le calibre avait été progressivement en diminuant, ne sortaient plus que goutte à goutte, et le malade, qui ne s'était d'abord guère inquiété du petit écoulement qu'il croyait porter impunément depuis plusieurs années, commençait à comprendre toute la gravité de la situation.

J'ai été assez heureux pour guérir M. Legrand, en moins de six semaines, par un procédé analogue à celui que j'avais employé chez le malade précédent.

3° RÉTENTION D'URINE. — FAUSSES ROUTES. — CATHÉTÉRISME DIFFICILE. — GUÉRISON.

A peu près à la même époque, mon confrère le docteur Duquenne, du Nouvion (Aisne), me faisait appeler au Reteau, chez le nommé Maréchal, atteint d'une affection des voies urinaires, et que l'on ne pouvait sonder.

Toutes les tentatives de cathétérisme n'avaient abouti qu'à faire souffrir le malade, produire des fausses routes et un écoulement de sang en rapport avec la gravité des lésions du canal de l'urèthre.

A l'aide d'une sonde métallique à forte courbure, je suis arrivé dans la vessie assez rapidement, sans occasionner la moindre douleur, et notre malade se trouva immédiatement soulagé.

Deux autres fois, M. Maréchal a encore été repris de rétention d'urine ; c'est en vain que mes confrères tentèrent de pénétrer dans la vessie, la place paraissait imprenable, et j'avais seul le privilége d'y entrer.

4° TUMEUR DE LA PROSTATE, — DYSURIE. — CATHÉTÉRISME. — GUÉRISON.

En 1861, M. H., adjoint au maire de Boulogne, était atteint d'une affection de la prostate qui l'avait mis à deux doigts du tombeau. Les urines coulaient difficilement, et les tentatives que l'on avait faites pour le débarrasser n'avaient fait qu'aggraver son état.

Lorsque je fus appelé près de lui, il était en proie à une fièvre hectique qui ne nous laissait pas sans inquiétude. Cependant, il supporta parfaitement nos opérations de cathétérisme et ne tarda pas à se rétablir entièrement.

5° CYSTITE RHUMATISMALE. — RÉTENTION D'URINE. — CATHÉTÉRISME TRÈS-DIFFICILE. — GUÉRISON.

Au mois de juillet 1861, M. B., ancien notaire et maire de Maubeuge, fut pris de rétention d'urine, ce qui, du reste, lui était déjà arrivé plusieurs fois, sous l'influence d'un refroidissement.

Comme M. Julien, son médecin, était absent, on alla chercher le médecin de l'hôpital militaire, qui essaya, mais en vain, de pénétrer dans la vessie. Un autre médecin ne fut pas plus heureux ; et, quand le docteur Julien arriva, le malade, qui avait été débarrassé tant de fois par ce confrère, ne douta pas qu'il allait être bientôt soulagé. Mais son espoir fut déçu ; la sonde s'égarait cette fois dans les fausses routes, et toutes les tentatives restèrent infructueuses.

C'est alors que l'on m'envoya chercher ; mais la distance à parcourir étant assez longue, on craignait de voir succomber le malade avant mon arrivée. Heureusement il était encore temps, et j'ai pu pénétrer dans la vessie à la première tentative, à la grande satisfaction de notre intéressant malade, qui m'a toujours témoigné depuis la plus vive reconnaissance.

BLENNORRHAGIE URÉTHRALE

Uréthrite, chaude-pisse, écoulement, ardeur, échauffement, échauffaison, gonorrhée, goutte militaire, etc.

On désigne ainsi l'inflammation, avec écoulement puriforme, de la membrane muqueuse du canal de l'urèthre. Cette affection est caractérisée par un écoulement muqueux, puriforme, plus ou moins abondant, venant du canal de l'urèthre, avec sentiment plus ou moins vif de chaleur et de cuisson douloureuse dans ce conduit, surtout pendant l'émission des urines.

Cette maladie est commune à l'homme et à la femme. Je ne traiterai particulièrement ici que de la partie qui concerne l'homme.

CAUSES.

C'est ordinairement à la suite d'un coït impur que la blennorrhagie se développe, ou même après le simple contact des parties sexuelles de l'homme avec des parties de la femme affectées d'écoulement blennorrhagique. Mais il ne faut pas croire que la matière d'un écoulement spécifique soit indispensable pour produire cette maladie. Il est maintenant prouvé que beaucoup d'autres causes peuvent faire naître une blennorrhagie dont les phénomènes sont en tout semblables à ceux de la contagion ordinaire.

Les écoulements blennorrhagiques, chez la femme, ne sont donc point les seules causes capables de propager cette affection chez l'homme. Les flueurs blanches, le catarrhe utérin, la menstruation, la grossesse y contribuent pour beaucoup. Il y a des hommes qui sont tellement impressionnables, qu'ils coulent chaque fois qu'ils voient leurs femmes pendant l'époque menstruelle.

Enfin le coït le plus pur, le plus normal, est une source fréquente de blennorrhagie lorsqu'il est trop répété et trop difficile comme dans les premières approches. Ainsi l'on a vu des relations entre deux individus, dont les parties génitales étaient parfaitement saines, produire chez l'un des deux seulement, ou chez l'un et l'autre à la fois, une blennorrhagie parfaitement bien caractérisée.

Il y a des individus qui coulent, pour ainsi dire, naturellement, à la moindre cause.

L'usage immodéré des asperges et celui de la bière, surtout quand elle est nouvelle et qu'on en boit avec excès, l'abus des liqueurs alcooliques et excitantes, les exercices violents, le cheval, la masturbation, le coït trop fréquent, les agents mécaniques, tels que les calculs, les sondes, les injections irritantes, etc., peuvent également produire l'affection qui nous occupe (1).

Je dirai encore, avant de terminer l'énumération des causes, que sous l'influence seule d'une infection syphilitique (ou d'une vérole ancienne, mal traitée, ou non guérie) on voit, chez quelques individus, se développer un écoulement blennorrhagique.

Enfin, je ne parlerai point des blennorrhagies de cause syphilitique (produites par un chancre dans le canal de l'urèthre), lesquelles sont éminemment contagieuses et susceptibles, lorsqu'elles sont abandonnées à elles-mêmes, ou traitées seulement comme affections blennorrhagiques, de faire naître la syphilis confir-

---

(1) Il est assez fréquent de voir des blennorrhagies bénignes ou chroniques devenir accidentellement suraiguës par suite d'injections irritantes pratiquées dans un but de guérison.

mée ou constitutionnelle. Je renvoie l'étude de ces dernières avec celles des affections syphilitiques, proprement dites, dont elles ne diffèrent sous aucun point de vue.

Lorsque la blennorrhagie est la suite d'une contagion, elle est produite par l'application du muco-pus de la femme malade dans le canal de l'urèthre.

Il paraît certain que le muco-pus pénètre pendant l'érection, au moment où le canal est tendu, où les lèvres du méat urinaire sont ouvertes. Pendant le mouvement de va-et-vient, il s'introduit dans l'urèthre, et c'est avant l'éjaculation qu'il agit comme cause blennorrhagique. De sorte qu'une forte éjaculation peut agir comme cause prophylactique en nettoyant le canal.

SYMPTOMES.

La blennorrhagie contagieuse se manifeste ordinairement dù deuxième au huitième jour, à dater de l'instant où l'on a eu commerce avec une personne infectée. Dans quelques cas, extrêmement rares, elle ne paraît qu'au bout de quinze ou vingt jours.

Le premier phénomène qui annonce cette maladie est une sensation de chatouillement et de constriction à l'extrémité de la verge, si peu considérable d'abord, qu'elle est plutôt agréable que pénible, et occasionne souvent des désirs plus vifs et plus séduisants qu'à l'ordinaire; c'est un prurit qui cache la douleur, c'est la feuille de rose qui cache une épine. Cette faible excitation augmente progressivement et devient très-incommode. Alors le méat urinaire rougit, se gonfle, ses lèvres sont collées par une mucosité peu consistante, qui suinte de l'intérieur du canal. Bientôt, la sécrétion augmente ; d'abord muqueuse, elle ne tarde pas à se troubler et à constituer un véritable écoulement de muco-pus, ou même de pus, d'abord grisâtre, puis jaune, puis jaune-verdâtre ; enfin il prend une couleur sanguinolente. Le gland est alors douloureux, surtout vers la fosse naviculaire, où le malade éprouve, quand il urine, une sensation très-douloureuse (chaude-pisse) qui peut être comparée à la piqûre d'un millier d'épingles. De fréquents besoins d'uriner se font sentir, et chaque fois que le malade y satisfait, il éprouve un accroissement de la douleur qui finit par devenir brûlante et presque intolérable. Quand il y a des ulcérations, la douleur est si vive, que les malades la caractérisent naïvement, en disant qu'ils pissent des lames de rasoir. Plus un individu a eu antérieurement de blennorrhagies, moins il est exposé à éprouver ces douleurs.

Ordinairement bornée à la fosse naviculaire, la maladie peut occuper successivement ou d'emblée :

1° La région bulbeuse ;

2° La région périnéale ;

3° La région prostatique ;

Dans ce dernier cas, la douleur est plus profonde et plus vive ; le besoin d'uriner est plus fréquent ; la défécation est pénible ; enfin, sans être encore malades, les testicules et les régions inguinales deviennent sensibles. Il peut y avoir une réaction générale, de la fièvre, etc.

On observe aussi de la perversion dans l'urine, qui est rare, chaude et plus riche en principes salins. Le gonflement des tissus, diminuant le calibre de l'urèthre, il peut y avoir dysurie et même rétention complète des urines (1). L'excitation de la verge, augmentée la nuit par la chaleur du lit, amène l'érection ; alors l'urèthre, qui a perdu sa souplesse et son élasticité, ne pouvant plus suivre dans leur développement les corps

---

(1) La sortie des urines, qui ne se fait plus que goutte à goutte ou par un filet très-délié, est parfois précédée ou suivie de l'expulsion d'une certaine quantité de sang pur et vermeil.

caverneux, s'incline en arc de cercle, et devient d'autant plus douloureux que l'inflammation est plus intense. Ce phénomène constitue ce que l'on appelle la *chaude-pisse cordée*.

Aux douleurs de l'érection s'ajoutent celles qu'amène la difficulté d'éjaculer. Cette inflammation excite et produit des pollutions nocturnes très-douloureuses.

Quinze jours, trois semaines, suffisent ordinairement pour éteindre l'état aigu ; mais quelquefois, surtout si le traitement est mal dirigé, elle peut se prolonger trois ou quatre mois, pendant lesquels on souffre beaucoup.

PÉRIODE DE DÉCLIN.

La douleur en pissant devient de moins en moins forte ; peu à peu l'écoulement diminue et devient de moins en moins foncé en couleur. Alors la maladie reste stationnaire.

La période de déclin de la chaude-pisse est ordinairement le début de *l'état chronique* ou *blennorrhée*, dans lequel l'écoulement purulent a beaucoup plus de tendance à passer à l'état aigu qu'à s'éteindre complètement.

Enfin l'*écoulement muqueux* (goutte militaire) succède à la *blennorrhée*.

TERMINAISON.

Tous ces écoulements peuvent, en définitive, se terminer *suâ sponte*, d'eux-mêmes, sans faire de traitement ; mais c'est le cas le plus rare. Ordinairement la maladie persiste jusqu'à ce qu'un traitement bien dirigé soit venu en triompher.

DIAGNOSTIC.

Rien de plus facile que de reconnaître une blennorrhagie uréthrale : la pression sur le canal, d'arrière en avant, les taches du linge, ne laissent aucune incertitude sur la nature de cette affection.

Il importe de bien distinguer les trois principales périodes de la blennorrhagie :

1° L'état aigu (*chaude-pisse*) ;

2° L'état chronique (*gonorrhée*) ;

3° L'état muqueux (*goutte militaire*).

Dans la première période, le malade ressent de la douleur pendant l'émission des urines et pendant les érections.

Dans la seconde, il n'y a plus de douleur que pendant les érections.

Dans la troisième, les douleurs ont complètement disparu.

PRONOSTIC.

Moins la blennorrhagie a duré, moins elle est profonde et moins elle est grave. Plus elle sera récente, plus elle sera facile à guérir ; aussi ne faut-il pas lui laisser prendre un droit de domicile, mais l'expulser avant qu'elle ait jeté son ancre.

TRAITEMENT.

Prophylaxie. — Pour se mettre à l'abri de la blennorrhagie, il ne faut pas avoir de rapports avec les femmes trop humides, ni avec celles qui ont leurs règles ou qui sont enceintes.

Il ne faut point trop répéter le coït, ni le prolonger.

Si l'on avait soin de se laver et d'uriner immédiatement après, on attraperait rarement le blennorrhagie.

Enfin, il est un moyen que la morale et la religion réprouvent également, et qui cependant met à l'abri de l'infection blennorrhagique : c'est le condom (ruban). Il ne doit pas avoir servi, et la personne qui en fait usage doit s'assurer de son intégrité, en y mettant de l'eau, ou en l'insufflant.

Traitement abortif. — C'est le plus impor-
tant. Du moment où l'on voit paraître les pre-
miers symptômes, même avant l'apparition de
l'écoulement, il faut avoir recours aux antiblennorrhagiques : cubèbe, copahu, térében-
thine, etc. Ne pas faire d'injections, parce que,
dans le cas où l'on se tromperait, l'injection
pourrait devenir la cause excitante d'un écoulement qui ne serait pas manifesté. Mais dès que
l'écoulement se montre, n'attendez pas qu'il se
développe, pour peu qu'il n'y ait pas trop de
douleurs, pendant l'émission des urines, faites
le traitement antiblennorrhagique : cubèbe, copahu, injections, etc. Les quatre cinquièmes des
maladies prises dans la période de début, gué-
rissent dans l'espace de huit à dix jours. Ainsi,
on peut demander au malade : *souffrez-vous en
pissant?* s'il répond *oui*, il faut conseiller le traitement antiphlogistique ; s'il répond *non*, le
traitement antiblennorrhagique.

Dans la période de début, nous employons ordinairement les injections de nitrate d'argent, à
à la dose de 20 centigrammes pour 30 grammes
d'eau distillée. Pour qu'il ne s'altère pas, il faut
avoir soin de faire mettre ce liquide dans une
fiole noire, et se servir d'une seringue en verre,
pour faire l'injection.

On fait placer le malade sur le bord d'un siége, la verge relevée et faisant avec l'horizon un angle de quarante-cinq degrés; il faut que la seringue soit bien parallèle à l'axe du canal. On recommande au malade de fermer les lèvres de l'orifice avec les doigts ; puis, par un mouvement doux, on injecte lentement, sans secousse. Il faut que l'injection parcoure tout le canal. Elle doit être retenue pendant une minute, et renouvelée tous les deux ou trois jours, suivant l'effet produit; une seringuée, ou une demie chaque fois, suivant la capacité du canal.

Quand l'injection a piqué, a causé une assez forte douleur, a donné un écoulement sanguinolent, elle produit de bons résultats. S'il n'y avait pas de douleur, il faudrait augmenter la dose et la porter successivement à 40, 50, 60, 80 centigrammes et même 1 gramme pour 30 grammes d'eau distillée.

En même temps on fait prendre 20 ou 30 grammes de poivre cubèbe, 10 à 15 grammes de baume de copahu. Il faut prolonger le traitement interne pendant trois ou quatre jours après la guérison ; puis diminuer les doses, pendant cinq ou six jours. Le malade se trouve alors hors de danger et l'on peut abandonner le régime et la continence qu'on lui avait prescrits.

TRAITEMENT DE LA PÉRIODE AIGUE. — Quand la maladie a passé à l'état aigu, il faut employer le traitement antiphlogistique, qui doit être suivi ainsi que nous allons le dire :

On fait appliquer vingt ou trente sangsues au périnée. On prescrit des boissons délayantes et mucilagineuses, propres à calmer la disposition inflammatoire, tant en agissant par la voie de la circulation générale, qu'en faisant perdre aux urines, en les étendant, une âcreté qui ne manquerait pas d'amener l'irritation du canal de l'urèthre. L'orge, la graine de lin, la mauve, la guimauve, le chiendent, l'émulsion d'amandes douces, le petit-lait, les sirops d'orgeat, de groseilles, sont les boissons les plus employées. Le malade peut choisir, dans ces boissons, celles qu'il trouvera le plus de son goût ; il est même bon qu'il en change souvent, afin de ne pas s'en dégoûter ; car le principal mérite de ces boissons, c'est d'introduire une grande quantité de liquide dans l'économie. Les aliments doivent être légers et rafraîchissants : viandes blanches, bouillies ou rôties, végétaux herbacés, laitages, fruits cuits, potages, le tout très-peu assaisonné. Le vin pur, le café, l'eau-de-vie et toutes les liqueurs alcooliques doivent être proscrits avec sévérité. Le malade peut se livrer à ses occupations journalières, mais avec modération. Il doit porter un suspensoir bien fait. Il faut repousser toute idée lubrique, la société des femmes et surtout le coït, qui ne ferait qu'accroître la violence des symptômes. La course, la danse, l'équitation, doivent également être interdites. Lorsque la blennorrhagie est très-inflammatoire, il faut insister davantage sur le régime, faire prendre au malade des bains de siége, des lavements; on applique des cataplasmes sur le périnée, et l'on tient le malade au repos absolu.

Enfin les érections sont quelquefois si douloureuses, que le patient est obligé de se lever la nuit, de se coucher à plat ventre par terre ou de se jeter de l'eau froide sur la verge. Alors il convient de donner des antiérectiles ; le meilleur, celui qui réussit le mieux, c'est le camphre, administré sous la formule suivante :

Camphre, 30 centigrammes ;

Extrait gommeux d'opium, 5 centig.

On peut encore donner le camphre en lavements, ainsi qu'il suit :

Camphre, 50 centig. Jaune d'œuf n° 1 ;

Décoction de tête de pavot, 125 gramm.

Il faut recommander au malade de coucher sur un lit dur, de ne point se charger de couvertures, de faire des applications froides sur la verge et le périnée, de se mettre debout et les pieds nus sur le carreau ou le marbre, d'éloigner de la pensée toute idée lascive, de vider souvent sa vessie (s'il ne peut uriner seul, il faut le sonder ; mais il faut le sonder avec beaucoup de précaution).

Le traitement de la période aiguë doit être continué jusqu'à la période de déclin. Alors on a recours au traitement de cette dernière, qui est absolument le même que celui de la période de début. (Voyez *Traitement abortif*, page 20.)

TRAITEMENT DE LA PÉRIODE CHRONIQUE. — Quand la période aiguë fait place à la période de déclin, bien que les érections puissent encore être assez fréquentes et douloureuses, il faut avoir recours aux moyens que l'on peut appeler plus particulièrement antiblennorrhagiques, diminuer la quantité de boissons et cesser l'usage des bains tièdes, attendu qu'ils ont pour effet, chez beaucoup de sujets, d'entretenir l'écoulement, ou même de le rappeler. L'alimentation du malade doit être substantielle. Alors on commence le traitement interne par le cubèbe et le copahu à hautes doses. Si au bout de six à huit jours, l'écoulement n'a pas entièrement disparu, il faut, seulement alors, commencer les injections de nitrate d'argent ; car, si on se pressait trop, on pourrait ramener l'état aigu.

Quand la blennorrhagie est arrêtée (coupée), il faut encore continuer le traitement interne, pendant huit ou dix jours, toujours en diminuant les doses ; mais il faut bien se garder de faire encore des injections.

Bien qu'ayant fait ce traitement avec beaucoup d'exactitude, il y a des circonstances, heureusement fort rares, dans lesquelles la maladie persiste opiniâtrement. Dans ce cas, l'écoulement tient à des altérations locales, qui sont le plus souvent des indurations, des ramollissemens de la muqueuse, des hypertrophies calleuses, enfin des rétrécissements.

Quand la persistance est la conséquence d'un état atonique, que l'émission des urines est normale, qu'il y a grosseur, étendue et rectitude du jet, il faut avoir recours aux injections avec le *sulfate de zinc*, ou l'*acétate de plomb*. Les injections avec le *sublimé corrosif*, à la dose de 10 centigrammes pour 50 ou 100 grammes d'eau distillée, réussissent fréquemment. On les répète trois ou quatre fois par jour. On peut également employer le *chlorure d'antimoine*, le *chlorure de zinc*, le *cachou*, le *sangdragon*, le *tannin*, le *vin aromatique*, etc.

Traitement de la goutte militaire. — Quand n'y a plus qu'un suintement muqueux, on emploie avec beaucoup de succès les injections de vin de Bordeaux, avec parties égales d'eau de roses. L'écoulement s'éteint graduellement, sans augmenter ni diminuer brusquement, comme quand on emploie le nitrate d'argent. Si, au bout de trois ou quatre jours, on n'a rien produit, il faut y ajouter 20 centigrammes de sulfate d'alumine et de potasse; si c'est insuffisant, on ajoute 50 centigrammes d'extrait de ratanhia; si on ne réussit pas encore, on augmente la dose d'alun et d'extrait de ratanhia.

Une injection qui nous a donné de beaux résultats, c'est le proto-iodure de fer, à la dose de 20, 30, 40, 50 et 80 centigrammes pour 125 grammes d'eau distillée.

Il est rare que cette médication ne vienne point à bout de triompher de tous les écoulements muqueux. Cependant s'il arrivait que l'écoulement se montrât rebelle à toute cette médication, il ne faudrait point se tenir pour battu; car nous possédons encore d'autres ressources qui ne manqueraient pas d'en triompher.

La cautérisation superficielle avec le nitrate d'argent solide peut rendre de grands services dans ces cas désespérés. Quand l'écoulement dure depuis six mois, un an et plus, on peut en conclure que c'est la partie postérieure de l'urèthre, et même la prostate, qui sont malades. Dans ces circonstances, on doit se servir du porte-caustique de M. Lallemand, le plus simple et le plus facile à manier de tous. Cet instrument, enduit d'un corps gras, est enfoncé dans le canal jusque dans la région prostatique, et, mettant sa cuvette à découvert, on le retire avec lenteur, en lui faisant exécuter des mouvemens de rotation. Les malades souffrent, l'écoulement augmente ; mais au bout de trois jours, tout a disparu. Ordinairement une seule cautérisation suffit ; quand il faut en faire plusieurs, on laisse cinq ou six jours d'intervalle, et l'on arrive ainsi à une guérison certaine et rapide.

On réussit encore très-souvent en passant dans l'urèthre une bougie enduite d'une pommade au calomel, ou au nitrate d'argent :

Calomel, 2 grammes. Cérat opiacé, 30 grammes.	Nitrate d'argent caistallisé, 1 gr. Extrait d'opium, 50 centigrammes. Axonge, 30 grammes.

Une mèche de linge, sèche et effilée, introduite dans l'urèthre et laissée pendant quelques heures, a souvent produit d'heureux résultats.

Lorsque la saison le permet, on peut faire prendre au malade des bains froids, surtout des bains de mer ; on en a souvent retiré de bons avantages.

Les rapports sexuels sont quelquefois un excellent moyen ; mais il faut en user avec modération, et seulement quand il n'y a plus qu'un suintement muqueux. Il faut, en outre, que la personne avec laquelle on a des rapports ne soit pas infectée, car, alors, le malade pourrait contracter une seconde maladie qui, loin de faire disparaître la première, en serait une complication souvent beaucoup plus redoutable que la maladie primitive.

Les vésicatoires ont quelquefois réussi dans des cas opiniâtres, surtout lorsqu'il existe des complications herpétiques, eczémateuses. C'est un moyen auquel il ne faut avoir recours que lorsque tous les autres ont échoué.

Il ne faut jamais employer le mercure, à l'intérieur, pour combattre les maladies blennorrhagiques.

RÉTRÉCISSEMENTS DE L'URÈTHRE.

Lorsque le suintement persiste plusieurs mois sous forme de *goutte militaire*, il se forme des callosités, des hypertrophies dures, des hypertrophies calleuses, des fongosités, des rétrécissements que l'on ne peut vaincre que par la dilation progressive, combinée avec les scarifications et les cautérisations locales.

On ne saurait trop engager les malades à se débarrasser au plus tôt de ces petits suintements, signes avant-coureurs de rétrécissement de l'urèthre et qui peuvent avoir les conséquences les plus redoutables, comme on pourra en juger par l'observation suivante :

RÉTRÉCISSEMENT DU CANAL DE L'URÈTHRE. — ABCÈS URINEUX. — FISTULES URINAIRES. — GUÉRISON.

Auguste B., âgé de 30 ans, charpentier, rue Bichat, contracta une blennorrhagie qu'il traita d'une manière incomplète. Un an après, il s'aperçut qu'il rendait des urines très-souvent et par un jet divisé. Ce jet a été en diminuant de jour en jour et bientôt les urines ne sortant plus que goutte à goutte avec une extrème difficulté, il se décida à entrer à l'hôpital Saint-Louis, plusieurs médecins ayant tenté, mais en vain, de le sonder.

A l'hôpital, il ne fut pas plus heureux qu'en ville, on ne put pénétrer dans la vessie, et il y eut rupture du canal, abcès urineux, fistule urinaire.

Comme on ne pouvait franchir le rétrécissement, on conseilla au malade de sortir de l'hôpital et de venir me consulter.

Le 15 juin 1870, lorsque cet infortuné se présenta à ma Clinique, il était dans le plus fâcheux état ; l'urine sortait par sept ou huit ouvertures, en pomme d'arrosoir, à travers les bourses et le périnée. Il n'en passait pas une goutte par le canal de l'urèthre, et les souffrances qu'il endurait étaient atroces.

Il n'y avait pas moyen de penser à franchir le rétrécissement en pénétrant par le méat urinaire ; le canal était labouré de fausses routes produites par les vaines tentatives de mes confrères. J'ai, séance tenante, pratiqué en arrière des rétrécissements une boutonnière par laquelle j'ai introduit une bougie capillaire qu'avec un peu de patience, je suis parvenu à faire sortir d'arrière en avant par les voies naturelles, et mon malade était sauvé.

Le lendemain, je remplaçai ma bougie par une plus forte et en moins de six semaines, Auguste B... était radicalement guéri.

PERTES SÉMINALES.

Quant aux pertes séminales qui épuisent et énervent les malades, elles dépendent le plus souvent d'un relâchement des canaux éjaculateurs, et le meilleur moyen de les guérir consiste dans la cautérisation légère de la région prostatique. Mais cette petite opération doit être faite avec beaucoup de prudence et d'habileté ; sans cela on fait souffrir le malade sans améliorer sa position.

Le plus souvent une seule opération suffit; mais il est quelquefois nécessaire de la réitérer deux ou trois fois.

Le Dr Trifet a supprimé son dispensaire et ne reçoit plus que chez lui, rue Drouot, 13, de midi à 3 heures, tous les jours, dimanches exceptés.

TABLE DES MATIÈRES

Paris. — Typographie de A. PARENT, r. Monsieur-le-Prince, 31.

OUVRAGES ET PUBLICATIONS

Du Docteur TRIFET

1° **Traité pratique des maladies blennorrhagiques.** Paris, 1846, in-12.

2° **De la Fistule vésico-vaginale,** considérations sur les Fistules vésico-utérines et uretéro-utérines. Paris, 1845, in-4.

3° **De l'Hydrothérapie** (Revue médicale). Paris, 1844, in-8.

4° **Du Café,** de ses effets sur l'homme, à l'état de santé et à l'état de maladie. Paris, 1846.

5° **Fissures à l'anus** (Gazette des Hôpitaux). Paris, 1844.

6° **Luxations de l'Épaule** (Gazette des Hôpitaux). Paris, 1844.

7° **Amaurose** (Gazette des Hôpitaux). Paris, 1844.

8° **Apoplexie cérébrale** (Gazette des Hôpitaux). Paris, 1844.

9° **Plaies de Tête** (Gazette des Hôpitaux). Paris, 1841.

10° **Muguet chez les vieillards** (Gazette des Hôpitaux). Paris, 1843.

11° **De l'Infibulation** (Archives de Médecine). Paris, 1845, in-8.

12° **Cancer de la verge** (Gazette des Hôpitaux). Paris, 1841.

13° **Observations diverses,** insérées dans les Annales de Thérapeutique et de Toxicologie. Paris, 1844.

14° **Principales opérations** pratiquées dans le nord de la France. Paris, 1870, in-12.

15° **Clinique du Dr Trifet.** Paris, 1870, in-12.

16° **Maladies des femmes.** Paris, 1873, in-12.

SOUS PRESSE :

MALADIES DES ORGANES GÉNITO-URINAIRES

Paris. — Typ. A. PARENT, rue M.-le-Prince, 29-31.